SUR LA RAGE

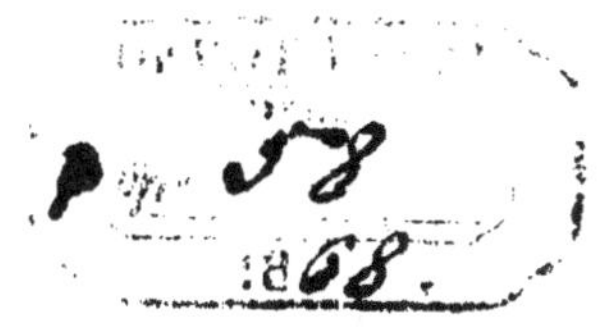

SUR LA RAGE

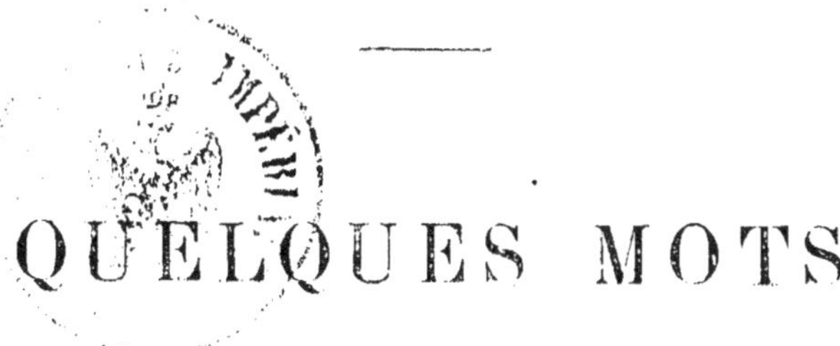

QUELQUES MOTS

PAR

LE DOCTEUR JOUSSET

MORTAGNE

TYPOGRAPHIE ET LIBRAIRIE DAUPELEY FRÈRES

PLACE D'ARMES

1868

A MONSIEUR LE DOCTEUR LIZÉ

PRÉSIDENT DE LA SOCIÉTÉ D'AGRICULTURE, DES SCIENCES ET DES ARTS DE LA SARTHE.

Mon très honoré Président,

Vous m'envoyez le programme des séances générales et publiques qui s'ouvriront au Mans, au cours du présent mois de juin. Or, dans la section deuxième, sciences philosophiques, médicales et autres, parmi les questions à traiter qui sont proposées pour cette solennité, on lit sous le numéro treize, un sujet du mémoire d'une remarquable importance et ainsi conçu :

« De la rage des animaux domestiques au point de vue de la police sanitaire. »

La rage qui, avec raison, fait naître un si grand effroi; que, malgré d'innombrables recherches, on ne guérit pas plus maintenant qu'au premier jour, n'est point connue dans mon pays du Perche. Lors de l'une des réunions du conseil d'hygiène au chef-lieu de l'arrondissement, mes honorables collègues questionnés par le sous-préfet, président, déclaraient qu'ils ne seraient point embarrassés pour reconnaître les symptômes de la rage confirmée ; mais ils avouaient ne pas connaître la rage *de visu*, ne l'ayant jamais rencontrée. Et cependant tous les membres présents étaient hommes ayant poils gris et portant trente ans d'exercice médicale sur la tête. Si, pratiquant depuis quarante ans, long parcours, hélas! dans un pays où la rage est rare, j'ai eu le désir de répondre à la question treizième du programme de la société des sciences de la Sarthe, j'ai sans doute été sollicité par quelque grosse raison de souvenir, d'émotion, de danger; qu'il me soit donc permis d'exposer mon petit savoir, fruit d'une expérience manquant à plusieurs médecins.

Si les chiens précisément enragés sont rares et plus rares qu'on ne l'imagine, les chiens perdus, qui ne peuvent plus retrouver ni gîtes, ni maîtres, rendus furieux par les mauvais traitements des polissons, sont beaucoup plus communs. On les rencontre courants, inquiets, fuyants, affamés, se jetant sur les animaux, parfois sur l'homme qui les attaque. L'apparition de ces chiens dans une contrée est toujours le sujet d'une grande émotion. On se le dit au loin, on s'arme, on attache les chiens, la police rend ses arrêts les plus rigoureux, on tue toute bête inconnue à la localité. J'ai vu ainsi assassiner, à ma porte, un pauvre animal de la campagne qui n'avait pas d'autre tort que de ne savoir retrouver son maître; et le massacreur était bien fier d'avoir commis sa mauvaise action. Un jeune lévrier m'appartenant, aimant la course hors de saison et trop peu le logis du maître, alla se faire tuer par un paysan. Il devait être enragé, mon chien, car il était rapide et ne ressemblait en rien à un chien de paysan. Les chiens ainsi égarés, sont dits « fous, » dans le pays; et pour la population, chiens fous, chiens enragés sont synonimes; on n'en fait pas de distinction; ils inspirent une égale frayeur.

Les gens mordus par les chiens errants, assez peu rassurés quant au présent, inquiets de l'avenir, quêtent le secours. Les instructions pour ces sortes de cas sont placardées en tous lieux, aux mairies, aux portes des églises aux lieux publics; sont imprimées dans les almanachs, en beaucoup de livres populaires. Malgré cette abondance d'instruction, ne croyez pas que les mordus lavent leurs plaies, en pressurent le sang, qu'ils cautérisent, qu'ils réclament l'intervention d'un homme de l'art. Oh! non, leurs visées sont ailleurs. Ils s'informent et finissent par trouver quelque obscur guérisseur, une réputation de cabaret infime, une vieille femme bien idiote, tous possédant un secret merveilleux. On ne se demande pas s'ils guérissent la rage confirmée, ou s'ils possèdent un moyen préventif contre le développement du virus rabique plus ou moins inoculé; distinction qui a bien son importance; mais le populaire ne pousse pas si loin l'investigation. Chaque province, un peu de bonne volonté aidant, a son guérisseur. La mienne a le sien comme les autres. Une famille, d'ailleurs honorable, cette fois, a le bonheur de posséder un moyen infaillible qui guérit tous les enragés. Ce remède qui se transmet de générations en générations s'appelle *Breuvage,* parce qu'il consiste en un liquide qui se boit. Le secret de ce breuvage a été religieusement maintenu. Nous trouvons ici un manque de charité dans cette famille qui fait parade de dévotion. Pourquoi garder sous le secret un remède réellement bon dont la connaissance profiterait à la société? C'est tout simplement parce que le fameux breuvage eût perdu son prestige, si la composition en eût été connue; et le prestige enlevé, adieu l'efficacité du remède. Le secret a pourtant été levé, grâce à l'intervention de la police. Ce remède est un *Ruta* dont les principaux ingrédients sont le Ruta graveolens et l'allium sativum; le tout assaisonné de prières; non pas de profanations ici, mais de certains exorcismes qui en constituent la valeur principale. Le breuvage en question guérissait tous les mordus de ma contrée où, comme le déclarait le conseil d'hygiène de l'arrondissement, la rage est introuvable. La réputation du remède se répandit dans les départements voisins, dans le vôtre, mon très honoré Président; et, à dire vrai, le département de la Sarthe a été le pourvoyeur qui s'est chargé de mon éducation; par son fait, je suis en mesure de vous écrire le triste récit d'aujourd'hui.

Si ma guérisseuse émérite guérissait invariablement dans mon pays, où la rage n'existe réellement pas, la parité n'était pas la même, quant à la Sarthe. Voilà quelques années, un pauvre petit enfant, d'environ dix ans, fut amené dans ma ville, pour prendre le breuvage; locution adoptée. Il le prit, en effet, malgré le dégoût de cette odieuse drogue, et les parents retournèrent chez eux, pleins de sécurité. Mais cet enfant, lui, avait été mordu par un chien véritablement enragé; après quelques semaines d'incubation du virus rabique, il fut ramené à Bellême, en pleine rage confirmée, pour prendre de nouveau le breuvage, alors que l'enfant ne pouvait déjà plus boire, tant était aveugle et complète la confiance des parents. Les symptômes, comme c'est l'ordinaire, consistaient principalement en une agitation vive, avec paroxysmes, en expulsion abondante de salive, en horreur des corps brillants, en impossibilité de boire.

A l'occasion de cette impossibilité de boire, une courte digression. Pour parer au supplice de la soif, j'imaginai que, vu la débilité de cet enfant, je réussirais à le faire boire, par l'emploi d'un peu de force. J'introduisis donc violemment mon doigt indicateur gauche au plus profond du gosier de mon jeune enragé et je tentai de faire suivre l'eau le long de mon doigt. Tentative perdue; le gosier resta contracté sur le doigt; l'eau rejetée par une force irrésistible, me fut lancée à la figure; aucune goutte du liquide ne prit le chemin de l'estomac. Cette tentative fut faite dans le but, peu suffisamment réfléchi, de soulager cet enfant; jugeons-la dans toute sa sévérité.

Ceux de nous qui emploient la cautérisation pharyingienne pour combattre l'angine couenneuse, savent quelle lutte il faut entreprendre avec les enfants. La seule vue du médecin excite violemment ces petits êtres; ils ont des résistances énergiques, monstrueuses. Un véritable supplice commence pour le malade, pour le médecin, pour les assistants. La conséquence de ces tentatives est une réaction d'affaissement qui a son mauvais côté. Beaucoup de nous, à mesure que leur expérience s'accroît, renoncent à ces luttes. Mieux eut été de ne pas essayer de faire boire de force mon hydrophobe. J'ai proscrit de ma conduite toutes ces rigueurs prétendues salutaires.

En jugeant *à priori*, on est porté à croire qu'un moyen quelconque parvenant à faire tomber dans l'estomac un liquide rafraîchissant, l'introduction d'une sonde en caoutchouc pénétrant par le nez, ou le gosier et laissant filtrer l'eau, serait un bon moyen de soulagement pour ces malheureux qui meurent de soif en même temps que des convulsions. Erreur grande; allons à l'école d'un maître illustre; ouvrons la clinique de Trousseau, tome deuxième, page 346.

..... Cet homme demandait qu'on tentât tous les moyens pour le guérir; il devait être sauvé, disait-il, si l'on parvenait à le faire boire. Dans l'après-midi, à quatre heures et demie, mon chef de clinique, assisté de plusieurs élèves, fit introduire une sonde œsophagienne par les fosses nasales; la sonde pénétra dans l'estomac, et, en toute hâte, on versa dans l'entonnoir qui surmontait la sonde, à peu près deux cents grammes de bouillon. La moitié du liquide versé avait déjà pénétré dans l'estomac, lorsque tout-à-coup le liquide ne coula plus; un spasme violent de l'œsophage et du pharynx comprimait la sonde flexible et s'opposait à l'introduction du liquide; bientôt le spasme envahit les muscles de la respiration; la face bleuit; les yeux ouverts restèrent fixes; on enleva rapidement la sonde; le malade, qui était assis sur une chaise, se laissa glisser à terre comme une masse inerte, on pensa qu'il était mort. Cependant on jeta de l'eau sur la figure du moribond, on lui tira la langue hors de la bouche que l'on tint ouverte, en abaissant fortement la mâchoire inférieure; puis on imprima aux parois thoraciques des mouvements alternatifs de compression. Une inspiration sifflante se fit entendre; on continua à presser sur la poitrine; bientôt la respiration se rétablit et le malade rejeta au loin une certaine quantité de salive, ou de mucus bronchique. Pendant cette crise, il y avait eu érection du pénis et éjaculation. Le malade ne parut nullement effrayé de se voir couché par terre, il savait qu'il venait de courir un grand danger, mais il se croyait sauvé. On profita du calme où se trouvait B... pour l'engager à se mettre au lit; on lui persuada qu'il était prudent de l'attacher dans son lit pour qu'il ne tombât point. Il se laissa faire et nous témoigna vivement sa reconnaissance; il nous serrait les mains et voulait embrasser ceux qui, disait-il, l'avaient sauvé. Dans la soirée, le malade eut plusieurs accès convulsifs, et à dix heures et demie, il succombait subitement, après s'être violemment agité pendant quelques secondes...

Quelle conclusion tirer de ce lamentable récit, histoire saisissante écrite en termes si simples? Laissons mourir les gens, et ne les tuons pas par des secours inconsidérés.

Mon entreprise auprès de mon petit hydrophobe fut complétement perdue; voyons maintenant ce qui arriva à l'opérateur et ne le taisons pas pour l'instruction de ceux qui me liront.

Le soir donc de ma tentative perdue, regardant machinalement mon index gauche, je découvris une excoriation d'un centimètre à ce doigt qui avait plongé dans le gosier du malade. Je suçai cette excoriation jusqu'au sang; je la cautérisai longtemps et aussi profondément que possible avec la pierre infernale, non sans réfléchir que le virus rabique avait eu plus que le temps suffisant pour être absorbé. Ce jour-là, j'écrivis mon testament et mis ordre à mes affaires; puis, j'attendis l'événement, restant plusieurs mois de suite sous les affres de l'inquiétude qui trouvaient mal leur distraction dans un travail obligé. La rage ne se déclara pas antérieurement, j'avais échappé aux dangers d'une piqûre anatomique, profonde, la main plongée dans un bassin caméreux. Plusieurs fois, j'ai manié des galeux sans contracter la gale. Suis-je doué d'un antagonisme spécial? Nous admettons en médecine ces natures-là. Mais je ne conseillerai à personne de répéter ma tentative que je livre à la publicité, non pour qu'elle soit louée, ni imitée, mais au contraire blâmée et repoussée.

L'enfant enragé, voué par avance à une mort certaine, et auquel j'avais désiré apporter un léger adoucissement, mourut la nuit suivante.

Voici le complément d'une instruction que très peu de mes collègues du département de l'Orne ont pu acquérir. Ce deuxième fait m'est encore fourni par l'un de vos compatriotes, mon très honoré Président; la victime était un homme de la Sarthe. Cet homme, d'âge mûr ,mordu par un chien, accourut à Bellême, pour prendre le breuvage. Deux mois après, il y revenait, mais en quel état! Notre population eut l'affreux spectacle de cet homme traversant la longueur de la ville, protégé par quelques-uns des siens, attaché dans une carriole découverte par des cordes, comme un prisonnier, donnant aux curieux de la rue la connaissance de ce que sont les convulsions rabiques. On ne put que le descendre avec précaution de la voiture, l'étendre sur le gazon d'un jardin pour éviter les blessures, faire approcher un prêtre, lui-même très ému de son intervention; et bientôt ce malheureux que l'agonie étouffait, mourut après quelques convulsions plus fortes où la tête frappait violemment le sol, où ses coups de talon creusaient profondément la terre. La mort eut lieu avec tous les signes de l'asphyxie qui se maintinrent sur le cadavre.

Tel fut l'aboutissement des deux administrations du breuvage célèbre, très réputé au loin à la ronde et qui ne manquait jamais son bon effet; et voilà pourquoi, en présence de ces deux histoires négatives, je me suis permis d'écrire sur la question treizième du programme de la société des sciences de la Sarthe :

« De la rage des animaux domestiques au point de vue de la police sanitaire. »

L'esprit de l'homme est essentiellement curieux et chercheur; les preuves en sont infinies. Certes, il y a loin de l'homme sortant des mains de la nature, faisant d'un caillou sa première arme offensive et défensive, son premier couteau, son premier outil, à l'homme de nos sociétés présentes. Eh bien, quelqu'inventif qu'ait été l'esprit humain, quoiqu'on ait énormément cherché depuis des siècles, on ne sait pas le premier mot de la rage ; on ne sait rien de sa nature, de sa curation. La rage est fatalement mortelle; la mort qu'elle amène est cruelle ; et quoi après? Inclinons-nous devant ces mystères comme devant tant d'autres; mais ne désespérons pas de voir les physiologistes de notre temps, les disciples de Claude Bernard, soulever quelque coin du voile mystérieux. L'homme est empressé à se soustraire à un mal qui, chaque année, chiffre ses victimes; ne comptant pas sur les ressources de la médecine, il est sollicité à chercher les secours ailleurs. Les moyens préventifs sont les seuls qui se présentent; ce qui donne une grande importance à la question treizième de la société de la Sarthe. Et pour répondre à la question, nous avons beau chercher, nous ne trouvons que deux moyens, non de supprimer la rage, ce qui est impossible ou peu réalisable, mais de la rendre relativement assez rare.

La rage est communiquée à l'homme par le chien. Supprimer le chien, comme en Angleterre on a supprimé le loup, le moyen serait radical : mais qui osera jamais proposer cette barbare exécution? Le chien est l'un des animaux les plus intéressants; il est l'ami de l'homme; on trouve en lui une remarquable intelligence, de la fidélité, de la reconnaissance, du dévouement, des qualités qui souvent dépassent celles du maître. Le chien est un animal utile qui a droit à notre protection. Cependant, les chiens étant en abondance, au-delà de l'utile, il est bien permis de prendre des mesures pour borner sa propagation à la limite du nécessaire; de faire ce raisonnement, qu'en diminuant la race canine de moitié, on pourra diminuer les cas de rage, de pareil nombre, avantage à considérer; l'homme se doit le salut à lui-même. La tentative a été faite. Le Gouvernement sollicité par les sociétés de médecine, encore plus par la voix impitoyable de la statistique, avisa de frapper d'un impôt les propriétaires de chiens, estimant que cet impôt, même minime, ferait diminuer le nombre de chiens. La loi rendue le 3 mai 1855 fut fatale à beaucoup de chiens de Paris. Les filets de St-Cloud arrêtèrent les cadavres de plusieurs milliers de chiens qui furent livrés à l'industrie; ils représentaient une valeur argent assez élevée. En province, l'impôt inaccoutumé des chiens étonna, trouva des récalcitrants; beaucoup préférèrent se passer de chiens, malgré l'exiguïté de l'impôt. Vraiment la diminution de la race canine fut sensible; et la terrible maladie de la rage fut amoindrie quant à son nombre. La loi rendue le 2 mai était bonne en apparence; elle parut atteindre le but qu'elle se proposait; en réalité, elle ne tarda pas à devenir inefficace par le laissez-aller, le peu d'entente de ceux chargés de son exécution. Le chiffre de l'impôt fut tellement abaissé par la crainte de le rendre trop lourd, que sa charge tomba une illusion. La loi l'autorisant, deux catégories de chiens furent établies: celle des chiens utiles, comprenant les chiens de ferme, de marchands, de garde; la catégorie des chiens inutiles, celle des chiens de salon, de luxe, de parade, de mode. Dans le département de l'Orne les chiens utiles sont frappés d'un impôt de 1 fr. 50 c. ; ceux de luxe paient 6 fr. Assez vite les amateurs de chiens, la bourgeoisie, s'habituèrent à cet impôt, l'acceptèrent volontiers, ne le regardèrent plus comme un fardeau; le nombre des chiens s'accrut; ils atteignent à cette heure les chiffres anciens, ou peu s'en faut. Le but préservateur de la loi est donc manqué. Comment rentrer dans l'esprit du législateur qui voulait diminuer les cas de rage en diminuant le nombre des chiens? Simplement en évitant d'abaisser l'impôt jusqu'au ridicule et en le rendant sérieux. La taxe actuelle ne l'est pas. Le chien utile, serviable à la ferme, au marchand, doit payer au-delà de 1 fr. 50 c., puisqu'il profite; le chien de mode, installé dans les salons, pour l'amusement des femmes, peut payer au-delà de 6 fr. La loi autorise l'élévation jusqu'à 10 fr.; et c'est trop bas, pour la raison péremptoire que la rage est plus souvent communiquée par le chien de salon que par le chien libre. Depuis mon équipée de doigt plongé au fond du gosier d'un enragé, mon attention a été fixée sur les faits de rage et dans les récits des journaux, dans les écrits de médecine, les cas de rage rapportés sont produits très ordinairement par la morsure de chiens d'agrément. Il est facile d'en trouver la raison. Les chiens de salon, de luxe, élevés dans des conditions anormales, bien éloignées de ce que veut la nature, sont bien plus enclins à tomber malades. De plus, le chien de salon, vivant au milieu de nous, dans un contact continuel avec maîtres, enfants, domestiques, donne plus facilement la rage que le chien de ferme qui, vivant libre, garde mieux sa santé; et qui enragé, fuit, erre, se jette sur les animaux, rarement sur l'homme, divulgue sa maladie et se fait tuer d'un coup de fusil. En surélevant l'impôt, les chiens de luxe ne seront pas supprimés; ils seront rendus plus rares; ce qui sera tout bénéfice pour la question qui nous préoccupe. Quant à la distinction des chiens de ferme et des chiens de salon, relativement à la fréquence de propagation de cas de rage, elle n'est pas faite par nous à la légère; et quiconque sera attentif aux récits des feuilles publiques se rangera à notre avis.

Dans le duché de Bade, l'impôt a été établi sur les chiens, à l'instar de la loi française, et le nombre des chiens a diminué. L'impôt très léger avait, comme chez nous, réduit sensiblement le nombre des chiens. Quelques plaintes firent diminuer cet impôt; dès l'année suivante, le nombre des chiens s'était énormément accru. Le chiffre de l'impôt fut revisé; à l'instant le nombre des chiens s'abaissa.

Mon vœu est:

« Diminuer la rage en augmentant l'impôt sur les chiens jusqu'à la gêne. »

En attendant que nous connaissions la rage autrement que par ses effets; en attendant que nous soyons initiés à la science de sa nature, ou au moins à la notion de sa curabilité, usons d'une ressource que suggère la prudence, la seule à notre usage présentement: *la défiance*. La rage est une maladie spéciale à la race canine; le chien la transmet à l'homme par l'inoculation. Le chien sain est de belle humeur; resté dans son état régulier, il ne mordra pas, ne transmettra aucun virus. Mais à peine est-il malade, à peine a-t-il perdu sa vivacité, sa gaieté, les qualités qui le font aimer, soyons sur nos gardes et hâtons-nous. La maladie de la rage, a son temps d'incubation; pendant cette période d'incubation, le chien offre des symptômes assez variés dont aucun n'est précisément caractéristique de la maladie qui se prépare. Nos habiles professeurs d'Alfort avouent cette absence d'un signe annonciateur de la rage. Ils prévoient par un ensemble de symptômes que l'animal aura probablement la rage; la certitude absolue fait défaut. Dans cet état de présomption, mais d'incertitude, le devoir impérieux est d'enchaîner le chien. Son sort ne se fera pas longtemps attendre; après peu de jours, il rentrera dans son état de gaieté et d'appétit, ou les symptômes violents de la rage auront éclaté. Dans cet état de transition qui précède le développement de la rage, n'approchez jamais du chien; involontairement il mordra la main qui le caresse; et déjà il inocule le poison. Pas est besoin d'expliquer que le chien porteur de la rage confirmée doit être, au plus vite, abattu, dans son intérêt individuel et par mesure de salubrité publique.

Ainsi donc, défiance de tout chien n'ayant pas la plénitude de sa santé, quelles que soient son intelligence et sa douceur habituelles;

Rendre la race canine plus rare en frappant le chien de luxe d'un impôt très élevé,

Tels sont les moyens uniques de préserver l'homme contre un mal affreux dont la mort est le seul soulagement.

La science n'a rien à opposer à la pauvreté de ces moyens préventifs; qu'on le sache et qu'on agisse en conséquence. S'avouer petit et humble est ici sagesse et raison.

Voilà, mon très honoré Président, ce que j'avais à vous dire sur cette question treizième du programme de la société de la Sarthe pour la présente année. Dire si peu, alors que le sujet est si grave, j'en suis honteux. Pourquoi ai-je eu l'idée de parler n'ayant qu'un butin si exigu! Vous le savez déjà, beaucoup de membres de notre société pourront-ils faire plus et mieux? Je le désire. Mais au moins, j'aurai apporté ma preuve de bonne volonté envers vous, mon gracieux et bienveillant Président, et envers la société qui mène bravement la science et m'a admis dans son sein, moi indigne, mais empressé de reconnaître l'honneur qu'elle m'a fait.

JOUSSET.

Bellême (Orne), juin 1868.

Mortagne. — Imprimeries Daupeley Frères, place d'Armes.

www.ingramcontent.com/pod-product-compliance
Lightning Source LLC
LaVergne TN
LVHW050520160826
845677LV00004B/1242
* 9 7 8 2 3 2 9 6 3 0 5 5 7 *